SUR GRIN VOS CONNAISSANCES
SE FONT PAYER

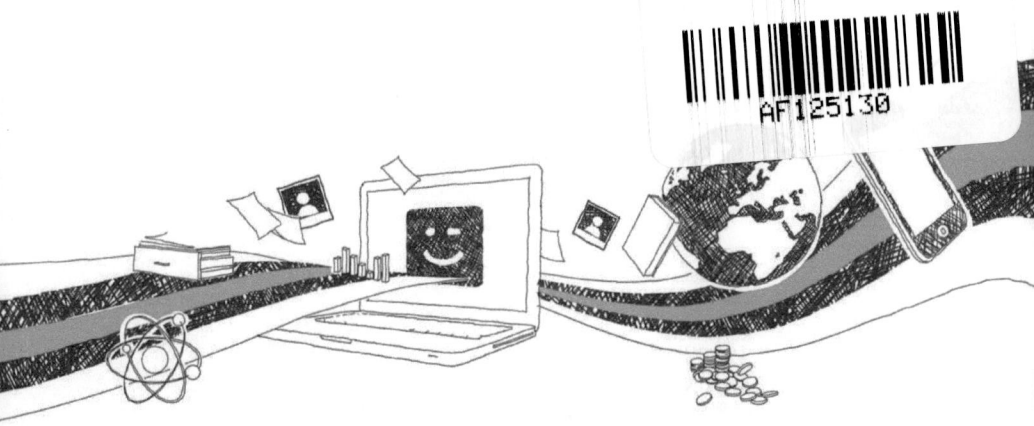

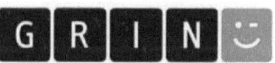

Bibliographic information published by the German National Library:

The German National Library lists this publication in the National Bibliography; detailed bibliographic data are available on the Internet at http://dnb.dnb.de .

Imprint:

Copyright © 2015 GRIN Verlag, Open Publishing GmbH
Print and binding: Books on Demand GmbH, Norderstedt Germany
ISBN: 978-3-668-07625-9

This book at GRIN:

http://www.grin.com/fr/e-book/308946/medicine-et-maladies-a-l-epoque-de-l-expansion-europeenne

Fabio Spirinelli

Médicine et maladies à l'époque de l'expansion européenne

GRIN Publishing

GRIN - Your knowledge has value

Since its foundation in 1998, GRIN has specialized in publishing academic texts by students, college teachers and other academics as e-book and printed book. The website www.grin.com is an ideal platform for presenting term papers, final papers, scientific essays, dissertations and specialist books.

Visit us on the internet:

http://www.grin.com/

http://www.facebook.com/grincom

http://www.twitter.com/grin_com

Université du Luxembourg
FLSHASE
MAHEC
Semestre d'été 2015

Médicine et maladies à l'époque de l'expansion européenne

Fabio SPIRINELLI

Table des matières

INTRODUCTION 3

I. LA MÉDICINE À L'ÉPOQUE DES TEMPS MODERNES: UNE VUE GÉNÉRALE................5

II. L'HISTOIRE DE LA MÉDICINE DANS LE CONTEXTE DE L'EXPANSION EUROPÉENNE.........7

   II.1. L'APPARITION ET LA DIFFUSION DES MALADIES..7

      La variole 7

      La syphilis (ou vérole) 8

      Le choléra... 9

   II.2. CONDITIONS DE VIE : SUR LES MERS 9

   II.3. CONDITIONS DE VIE : DANS LES COLONIES...10

      Amérique du Sud et Indes occidentales.. 10

      Le cas de la Guyane française...11

      Amérique du Nord..12

   II.5. L'INFLUENCE SUR LA MÉDICINE EN EUROPE 15

      La variolisation 15

      L'écorce de quinquina 15

CONCLUSION 17

BIBLIOGRAPHIE...19

Introduction

Les maladies font partie de l'histoire. Depuis toujours, elles ont accompagné l'être humain. Au cours des siècles, de nouvelles maladies sont apparues, d'autres ont disparu. À plusieurs reprises, des épidémies ont hanté l'humanité. La médecine et les médecins, quant à eux, ont cherché des remèdes, postulé des théories et développé des thérapies.

L'époque des temps modernes n'y fait pas exception. Le but de la présente analyse consiste à mettre la diffusion des maladies et l'échange des connaissances de la médecine dans un contexte d'une mondialisation du commerce, d'une intensification du trafic et de l'expansion européenne. Il s'agit, d'une part, d'analyser la manière dont les maladies et les épidémies se propagèrent, ainsi que l'influence du transport sur ces phénomènes. D'autre part, j'aimerais examiner les conditions de vie dans les colonies, l'échange qui eut lieu sur le plan de la médecine et regarder si les connaissances furent accrues grâce aux échanges avec d'autres civilisations.

Tout ces éléments et phénomènes sont bien sûr liés entre eux : la diffusion des maladies peut avoir une influence sur la vie dans les colonies, tandis que les découvertes en thérapeutique peuvent améliorer les conditions de vie tant dans les colonies qu'en Europe et d'autres parties du monde.

Il ne s'agit surtout pas d'adopter un point de vue strictement euro-centrique. Or, la littérature sur l'histoire de la médecine ne peut pas se libérer entièrement d'une telle position. Cela n'empêche pas que l'ont trouve des informations sur la diffusion des maladies dans le monde, ou des découvertes en médecine suite à l'expansion européenne, mais ces explications sont souvent très limitées. Quant aux manuels sur les épidémies, comme *Die großen Seuchen* de Karl Köster-Lösche, ils ignorent trop souvent la situation dans les colonies et se concentrent sur l'Europe. En ce qui concerne les conditions de vie dans les colonies, j'ai surtout consulté de la littérature plus générale concernant ce sujet, comme *L'Amérique espagnole* d'Oscar Mazin. La série *Dokumente zur Geschichte der europäischen Expansion* éditée par Eberhard Schmitt, dont surtout le volume *Der Aufbau der Kolonialreiche*, m'a permis d'illustrer l'analyse à l'aide de quelques documents indispensables.

Finalement, j'aimerais remarquer que la peste ne fera pas partie de l'étude. Il s'agit d'une maladie qui est presque exclusivement traitée comme phénomène européen, alors qu'elle a d'abord apparu en Asie. Ensuite, je mets le lecteur en garde d'un problème conceptuel : à l'époque des temps modernes, le terme 'fièvre' se référait à toute maladie accompagnée d'une chaleur interne élevée. Il est donc parfois difficile pour les historiens de savoir de quelle maladie il s'agit vraiment (à moins qu'il y ait une description des symptômes).

I. La médicine à l'époque des temps modernes: une vue générale

Pour les temps modernes, la littérature sur l'histoire de la médecine ignore presque totalement le monde musulman. Ce qui soulève la question s'il y a eu de véritables influences sur le plan de la médecine entre l'Europe et l'Orient. En fait, selon l'historien Ammar qui divise la médecine arabo-islamique en quatre périodes, la dernière s'étend du XIIIe siècle au XVIIIe siècle et sonne le glas des grandes avancées. La médecine a dépassé l'âge d'or et se repose plutôt sur ses acquis, tandis que l'écart se creuse de plus en plus par rapport à la médecine européenne.[1] C'est surtout dans la foulée des croisades que le monde musulman a une grande influence sur la médecine en Europe, comme les hôpitaux. Grâce aux contacts plus intenses, l'Europe commence également à construire de telles institutions.[2] L'Europe utilise le nouveau savoir acquis du monde musulman et le développe au cours des siècles qui suivent. Certes, cela est un processus lent, car selon l'historien Montgomery Watt, l'Europe est encore dépendante de la médecine arabe aux XVe et XVIe siècles.[3] Les travaux d'Avicenne par exemple, qui a rédigé des textes arabes sur la médecine, traduits au XIIe siècle en latin, influencent la formation des médecins en Europe au moins jusqu'à la fin du XVIe siècle.[4]

Les œuvres de Galien, médecin de l'Antiquité, sont redécouverts en Europe grâce à des traductions de l'arabe. Or, Galien s'est trompé sur beaucoup de points (il utilisa des sources animales),[5] et l'Europe met un certain temps pour se libérer de ses enseignements. L'anatomie fait des avancées importantes, comme la découverte de la circulation du sang par le médecin britannique William Harvey en 1628 (alors que Ibn al-Nafis postula la théorie de la circulation déjà au XIIIe siècle).[6] Le corps est de plus en plus étudié, grâce aussi à l'invention du microscope par Anton van Leuwenhoek en Hollande.[7]

---

[1] AMMAR Sleim, Médecins et médecine de l'Islam. Paris : Tougui, 1984, p. 67.
[2] WATT Montgomery William, Der Einfluss des Islam auf das europäische Mittelalter. Berlin : K. Wagenbach, 2002, p. 92.
[3] *Ibid.*, p. 92.
[4] *Ibid.*, p. 59.
[5] SOURNIA Jean-Charles, Histoire de la médecine. Paris : La Découverte, 2007, p. 143.
[6] *Ibid.*, p. 169.
[7] *Ibid.*, pp. 161-162.

Au XVIIIe siècle, de nouvelles découvertes mènent à l'inauguration de la physiologie moderne. On démontre la fonction de la respiration et on décrit la composition de l'air. La physiologie de la reproduction connaît également des progrès avec l'étude des spermatozoïdes et de la fécondation. On arrive également à saisir le mécanisme des mouvements du corps.[8]

S'il est vrai que le savoir anatomique progresse, les pratiques chirurgicales, quant à elles, n'évoluent guère. Jusqu'en 1850 avec la découverte de l'anesthésie, on opère les mêmes parties du corps de la même manière.[9] S'y ajoute que la chirurgie est considérée comme une activité douteuse, les chirurgiens sont plus démunis et moins instruits que les médecins et ne peuvent pas s'organiser en corporations. Ce n'est qu'au XVIIIe siècle que la chirurgie acquiert son indépendance.[10]

Il y a plusieurs raisons pour leur mauvaise renommée aux temps modernes : le taux d'échec élevé, les douleurs mais aussi la peur des gens à la vue des instruments (couteaux de boucherie, fers rouges, scies d'amputation).[11] Pour étourdir les patients, les chirurgiens utilisent des produits comme l'alcool, l'opium ou le *mafeisan* (provenant de la Chine et contenant probablement du cannabis).[12]

Chaque opération héberge aussi le risque d'une infection, d'un choc ou de saignées.[13] Cela s'exprime dans le dilemme des chirurgiens militaires : si l'on ampute un soldat, il y a le risque d'une mort rapide par hémorragie ou infection ; si l'on conserve le membre, le patient risque de périr de gangrène, tétanos ou septicémie. Lorsque le chirurgien entre dans la salle d'opération, il ne se change pas et ne lave pas ses mains. Il doit manipuler les viscères du malade à pleines mains dans un environnement mal éclairé.[14]

---

[8] Cf. *Ibid.*, pp. 180-183.
[9] BERTET Régis, Petite histoire de la médicine. Paris : L'Harmattan, 2005, p. 68.
[10] DACHEZ Roger, Histoire de la médicine de l'Antiquité au XXe siècle. Paris : Tallandier, 2008, p. 498.
[11] DOBSON Mary, Die Geschichte der Medizin. Vom Aderlass bis zur Genforschung. Hambourg : National Geographic, 2013, p. 90.
[12] *Ibid.*, p. 91.
[13] *Ibid.*, p. 91.
[14] BERTET, Petite histoire [voir référence n° 9], p. 81.

II. L'histoire de la médicine dans le contexte de l'expansion européenne

II.1. L'apparition et la diffusion des maladies

Les navires et l'intensification du commerce mondial jouent un rôle important dans la diffusion des maladies, surtout lorsqu'il s'agit de les diffuser sur d'autres continents. Mais aussi des conflits, des conquêtes et l'expansion européenne sont des raisons qui favorisent l'apparition de nouvelles maladies dans des régions jusqu'alors épargnées. Lorsque les maladies ne se répandent pas par les voies maritimes, ce sont les routes commerciales liant les différentes villes et régions qui servent comme réseau de propagation.

La variole

De 1519 à 1521, lors de la destruction et conquête de l'empire des Aztèques par les Espagnols, la variole fait rage parmi la population indigène, tuant un tiers de la population totale au Mexique. Les Espagnols l'ayant importé de l'Europe et étant immunisés, ils ne sont guère atteints par l'épidémie. Dans son *Histoire de la conquête du Mexique* (1533), Francisco Lopez de Gomara (ca. 1511 – ca. 1566) décrit les dégâts causés par la variole :

> « Presque la moitié de la population est emportée par le fléau, surtout parce que cette maladie leur était inconnue. [...] Mais ceux qui ont survécu, étaient défigurés par des ulcères, en partie à cause des grattages inutiles. »[15]

À partir du Mexique, la variole se répand en Amérique latine et touche les régions les plus peuplées du continent américain. Il ne s'agit d'ailleurs pas de la seule maladie 'importée' en Amérique, d'autres vont s'ajouter : typhus, grippe, fièvre jaune, choléra.[16]

---

[15] Je traduis. « Fast die Hälfte des Volkes fiel der Seuche zum Opfer, besonders da diese Krankheitneu für sie war [...] Die aber dieser grausamen Krankheit entkamen, waren durch Geschwüre bis zur Unkenntlichkeit entstellt, zum Teil infolge ihres unsinnigen Kratzens. » ; cité d'après : JÜTTE Robert, Krankheit und Gesundheit in der Frühen Neuzeit. Stuttgart : Kohlhammer, 2013, p. 53.

[16] SCHOTT Heinz, Die Chronik der Medizin. Gütersloh : Chronik Verlag, 2000, p. 130.

La syphilis

Les historiens ne sont pas tout à fait certains si la maladie infectieuse existait déjà avant 1493 en Europe. Certains croient avoir trouvé des indices dans des textes anciens d'un type plus modéré de la vérole (ou syphilis).[17] Or, les contemporains, et la plupart des historiens de la médicine aujourd'hui, estiment que ce sont les matelots de Christoph Colomb qui emportèrent la vérole après un voyage aux Indes occidentales.[18] Le médecin espagnol Diaz de la Isla explique dans ses traités comment l'équipe de Colomb attrape la « maladie serpentine » sur l'île Hispaniola lors du premier voyage en Amérique.[19]

La syphilis est inconnue en Europe à l'époque, tandis que sur Hispaniola des thérapies furent développées, impliquant surtout l'usage du gaïac. Il y existe également une maladie, appelée *pinta*, qui pourrait être la forme primitive de la syphilis.[20] Il y a donc toute une série d'indices qui soutiennent l'idée d'une syphilis importée en Europe.

Après leur retour en Europe, les matelots infectés intègrent l'armée de Charles VIII., qui contribue avec ses campagnes militaires à la diffusion de la maladie en Europe.[21] L'épidémie surgit lorsque l'armée assiège Naples. Depuis lors, la maladie connaît plusieurs appellations, souvent inspirées de l'ennemi ou du pays voisin, comme « Morbus Gallicus », « Franzosenkrankheit », « Spanish Disease » ou « el mal de los castellanos » au Portugal. Les Français, quant à eux, parlent du « mal de Naples » (en souvenir de leur campagne en Italie) et les Italiens du « mal français ».

À la fin du XVe siècle, toute l'Europe et le bassin méditerranéen sont contaminés. Au XVIe siècle, on découvre l'origine sexuelle, entraînant également une stigmatisation des malades et une poursuite des prostituées.[22]

---

[17] KÖSTER-LÖSCHE Karl, Die grossen Seuchen : von der Pest bis Aids. Francfort-sur-le-Main : Insel, 1994, pp. 56-57.
[18] *Ibid.*, p. 58.
[19] *Ibid.*, p. 58.
[20] *Ibid.*, p. 58.
[21] *Ibid.*, p. 56.
[22] DACHEZ, Histoire de la médecine [voir référence n° 10], p. 406.

Le choléra

En 1773, la East India Company arrive à créer par la force un monopole de l'opium, en obligeant les paysans à cultiver du pavot. Or, des mauvaises récoltes, famines et agitations régulières suite à ces mesures favorisent l'apparition d'une épidémie du choléra en 1781.[23] En 1783, 20.000 hindous meurent à cause de cette maladie, tandis qu'en Europe, on ne prend guère acte de cet événement, puisque l'Inde est un territoire lointain et, selon eux, les Indiens sont atteints de maladies étranges, dont ils sont probablement eux-mêmes coupables. Pourtant, une nouvelle épidémie de 1817 touche aussi les troupes britanniques, au grand dam des Européens. Des 18.000 soldats britanniques stationnés au QG, la moitié meurt endéans dix jours.[24] En raison de l'intensification des relations commerciales et avec le réseau mondial du trafic maritime britannique, la maladie se répand au-delà de l'Inde. A côté de la voie maritime, passant par la Mer rouge et l'Égypte jusqu'aux ports méditerranéens, le choléra est également diffusé par la voie de terre : en 1823, traversant surtout les régions fluviales et vallées, il atteint le Caucase et la Volga,[25] obligeant les Européens à reconsidérer leur désintérêt face aux maladies d'indigènes dans des pays lointains.[26] Alors que l'hiver assez sévère semble avoir freiné l'avancée du choléra, une nouvelle épidémie sévit en 1829 en Europe.[27]

II.2. Conditions de vie : sur les mers

Le scorbut est certainement une carence typique pour l'époque de l'expansion européenne et les longs voyages suite au développement du commerce mondial et l'exploration des océans. Cette carence en vitamine C touche avant tout les matelots entre le XVe et XIXe siècle, comptant selon certaines estimations environ deux millions victimes. Pendant des mois, les équipages des navires partagent un espace très réduit, sans hygiène, se nourrissant de l'eau pourrie, de salaisons rances et de biscottes moisies.[28] Un remède n'est trouvé qu'au XVIIIe siècle, lorsque James Lind (1716-1794) découvre que le jus de citron apporte l'indispensable vitamine C.[29]

---

[23] WINKLE Stefan, Geisseln der Menschheit. Kulturgeschichte der Seuchen. Düsseldorf : Artemis und Winkler, 2005, p. 158.
[24] KÖSTER-LÖSCHE, Die grossen Seuchen [voir référence n° 17], p. 92.
[25] WINKLE, Geisseln der Menschheit [voir référence n° 23], pp. 161-162.
[26] KÖSTER-LÖSCHE, Die grossen Seuchen [voir référence n° 17], p. 92.
[27] Ibid., p. 93.
[28] DOBSON, Geschichte der Medizin [voir référence n° 11], p. 109.
[29] SOURNIA, Histoire de la médecine [voir référence n° 5], p. 191.

La vie difficile et les mauvaises conditions sur les navires favorisent également l'apparition de maladies, comme l'illustre le journal de bord d'un médecin du navire danois « Freya », qui met régulièrement le cap sur les Indes occidentales :

> « ...es war meine Absicht, einige Zeit mit dem Schiff zu kreuzen, als auf einmal auf der Fregatte eine Krankheit ausbrach, die innerhalb von drei Tagen 30 Mann ins Bett brachte. Das bestürzte mich so, dass ich sofort St. Thomas anlief und alle Kranken an Land brachte. Dort war kein Platz mehr im Spital, so dass ich Zelte aufschlagen musste. [...] So habe ich in diesem letzten unglücklichen Monat mehr Leute verloren als das ganze erste Jahr. [...] » (entrée du 27 septembre 1796)[30]

II.3. Conditions de vie : dans les colonies

Amérique du Sud et Indes occidentales

Aux Indes occidentales, la santé publique figure parmi les problèmes les plus difficiles à résoudre. Même dans les grandes villes, les médecins et chirurgiens ne sont pas nombreux, ce qui amène certaines autorités municipales à autoriser l'exercice de la médicine à de simples barbiers, dont les connaissances se limitent souvent à l'application de la purge et de la saignée. Les quelques médecins présents dans les villes s'occupent davantage des problèmes politiques. Ils assistent les vice-rois dans les affaires de 'vie policée', impliquant des problèmes de santé, comme l'utilisation de l'eau, des aliments ou le danger des épidémies.[31]

Les premiers établissements de santé créés aux Indes occidentales ont pour but de soigner les malades atteints de la vérole. Des lois prévoient au moins un hôpital par ville. Ces institutions peuvent dépendre soit des municipalités, soit des cathédrales ou des ordres hospitaliers fondés en Amérique espagnole. Les hôpitaux les plus importants sont ceux de Mexico, pouvant accueillir plusieurs centaines de malades à la fois. Lima s'est doté d'hôpitaux dès les premières années de sa fondation, avec des salles séparées pour les Espagnols et les Noirs affranchis d'un côté, et les indigènes de l'autre. Outre les maladies infectieuses, ces hôpitaux sont aussi conçus pour soigner les démences et prendre en charge la misère et le désarroi (orphelins, vieillards, jeunes filles abandonnées).[32]

---

[30] SCHOTT, Chronik der Medizin [voir référence n° 16], p. 247.
[31] MAZIN Oscar, L'Amérique espagnole (XVIe-XVIIIe siècles). Paris : Belles Lettres, p. 241.
[32] Ibid., p. 242.

Le cas de la Guyane française

Un cas plus particulier, illustrant les lourdes conséquences des épidémies, concerne la Guyane française. Après le désastre pour la France de la Guerre de Sept ans, qui prend fin en 1763, le Ministre de la marine, Choiseul, décide l'établissement d'une colonie exemplaire en Guyane, profitable sur le plan militaire et économique. Or, plusieurs entreprises de commerce y échouèrent déjà avant, à cause du climat, du paysage marécageux et montagneux, de la jungle et de l'animosité des tribus.[33] En 1763, lorsque Choiseul initie son projet de colonisation, les premiers problèmes surgissent : le gouverneur se trouve dans l'incapacité de solder la garnison, les aliments doivent être achetés à des prix élevés chez les Néerlandais au Suriname, et il n'existe pas de cartes. En 1764, l'intendant Chanvalon avertit le ministre d'une croissance trop rapide et précipitée de la population :

« Monseigneur, es ist vollends um diese Kolonie geschehen, wenn die Transporte von Menschen in so großer Zahl auf Kriegs- und Handelsschiffen anhalten, und wenn jeder von denen, die man schickt, nicht nur keine Nahrung mit sich führt, sondern auch keine Kleidung, keine Ausrüstungsgegenstände und keinerlei Arzneimittel gegen Krankheiten und für andere Bedürfnisse. »[34]

Or, cela n'empêche pas Choiseul de lancer un projet d'une grande envergure, qui se termine par un désastre : au moins la moitié des colons (environ 7.000) meurent par manque de nourriture, d'assistance médicale et de médicaments.[35] Un rapport de 1774 qui s'adresse au roi français décrit les conditions de vie et le déroulement des épidémies, prouvant aussi que l'avertissement de l'Intendant fut ignoré :

« Die Kolonisten genossen in Frieden die Wohltaten des Königs, als der Tod durch einen unvorhergesehenen Transport von 2400 Menschen nach Guyana gebracht wurde. Sie kamen an, bar aller Lebensmittel, Arzneien, ohne Schlafgelegenheiten oder Wetterschutz. Sie waren von drei Arten ansteckender Krankheiten befallen, von bösartigem Fieber, von Skorbut und von der Ruhr. Die Ausbreitung der Epidemie, die durch die tropische Hitze in

---

[33] MEYN Matthias / THOMAS Beck (dir.), Der Aufbau der Kolonialreiche (Dokumente zur Geschichte der europäischen Expansion vol. 3). Munich : C.H. Beck, 1987, pp. 366-367.
[34] Cité d'après : MEYN / THOMAS (dir.), Aufbau der Kolonialreiche [voir référence n° 33], p. 370.
[35] *Ibid.*, p. 368.

Guyana zum Ausbruch kam, wurde noch durch die Häufung der Transporte beschleunigt, die nun alle 15 Tage aufeinander folgten. [...]. »[36]

Les raisons pour l'échec du projet sont multiples, comme le manque de coordination, un ravitaillement insuffisant par rapport à la population, mais aussi la propagation d'épidémies apparues déjà pendant les voyages, et amplifiées dans la colonie par les insectes, l'hygiène déplorable, la mauvaise alimentation ainsi que le manque de médecins.[37]

Amérique du Nord

Dans les colonies en Amérique du Nord, les conditions de vie s'avèrent également peu favorables pour les colons. Or, la littérature ne s'exprime guère à ce sujet. La médecine sur le territoire des futurs Etats-Unis ne connaît qu'au cours du XVIIIe siècle une avancée notable. Il faut attendre jusqu'en 1752 pour que le premier hôpital soit fondé en Philadelphie et en 1771 à New York. Ces hôpitaux deviennent en même temps des lieux de formation académique. Les premiers temps de la colonisation sont surtout marqués par les mauvaises conditions de santé et d'hygiène, un taux de mortalité élevé ainsi qu'un manque de médecins et chirurgiens (comme en Amérique du Sud). Les habitants doivent utiliser de simples remèdes et ne peuvent s'adresser qu'à des clercs pour une assistance médicale.[38]

Des documents permettent d'avoir une idée des conditions de vie dans les colonies. John Pond, émigré vers le Nouveau Monde en 1630, parle de la situation difficile des premiers colons en Nouvelle-Angleterre (Nord-Est des Etats-Unis actuels) dans une lettre de 1631 :

« Und die Leute hier sind anfällig für Krankheiten, denn an Skorbut und an dem brennenden Fieber sind über zweihundert [Leute] hier gestorben, und viele liegen siech darnieder. Alle Männer aus Sudbury [une petite ville au Nord-Est de Londres] sind tot, außer dreien, auch die Frauen und einige Kinder. »[39]

---

[36] *Ibid.*, p. 374.
[37] MEYN / THOMAS (dir.), Aufbau der Kolonialreiche [voir référence n° 33], p. 369.
[38] SCHOTT, Chronik der Medizin [voir référence n° 16], p. 246.
[39] Cité d'après: MEYN / THOMAS (dir.), Aufbau der Kolonialreiche [voir référence n° 33], pp. 238-239.

Un approvisionnement lacunaire, l'apparition de maladies et des carences comme scorbut semblent faire partie de la vie colons. Pour son *Histoire de la Nouvelle-France*, Marc Lescarbot, avocat et écrivain, collecta à Port-Royal en 1607 des témoignages de survivants à Port-Royal (Nouvelle-Écosse) sur l'hiver 1604/1605 à Sainte-Croix, une île en Nouvelle-France :

> « Nun kurz zu den unbekannten Krankheiten, die mit jenen vergleichbar sind, die uns schon Kapitän Jacques Cartier vorgestellt hat [...]. Gegen diese Krankheit gab es kein Heilmittel. Die armen Kranken siechten dahin und gingen nach und nach zugrunde, da ihnen keine Linderung in Form von Milch oder Brühe zuteil wurde, womit der Magen hätte ernährt werden können, der wegen eines üblen Geschwürs, das wächst und im Munde wuchert und das, wollte man es entfernen, schon an einem einzigen Tag größer als vorher wäre, kein festes Fleisch mehr vertragen konnte. [...] Es war ein Trauerspiel, fast alle [Kolonisten] so entkräftet und die armen Kranken allesamt dahinsiechen zu sehen, ohne daß ihnen hätte geholfen werden können. [...] »[40]

À nouveau, on parle de plusieurs maladies et du scorbut. Suite aux maladies et à un manque d'alimentation, la colonie dut être relocalisée en 1605 à Port-Royal.

Sur le territoire du Canada actuel, la situation des nouveaux arrivés français ne s'avère donc pas meilleure que celle de leurs voisins anglais. Les maladies et épidémies font partie de la vie dans le Nouveau Monde. Tout au début de la colonisation française en Amérique du Nord, Jacques Cartier, navigateur originaire de Bretagne et premier Européen à cartographier le fleuve Saint-Laurent (Québec),[41] parle d'une « pestilence » survenue dans le village iroquois de Stadacona en décembre 1535, avec plus de 50 victimes.[42] Alors que les Européens leurs interdirent de s'approcher d'eux, la maladie surgit également parmi l'équipage de Cartier. En lisant le récit, il devient évident, par la description des symptômes, qu'il s'agit du scorbut : « All had their mouths so tainted that the gums rotted away down to the roots of the teeth, which nearly fell out »[43]. Or, Cartier semble croire que cette maladie, déclenchée par une déficience en vitamine C, est contagieuse. Selon l'historien Ramsay Cook, on peut remettre en cause la présomption de Cartier que les indigènes et les Européens aient souffert de la

---

[40] Cité d'après: MEYN / THOMAS (dir.), Aufbau der Kolonialreiche [voir référence n° 33], p. 189.
[41] COOK Ramsay, Voyages of Jacques Cartier. Toronto/Buffalo/London : University of Toronto Press, 1993, p. xii (Introduction).
[42] *Ibid.*, p. 76.
[43] *Ibid.*, pp. 76-77.

même maladie. Il est bien probable que les Iroquois aient contracté un virus importé par les Européens.[44] Ce principe serait donc très semblable à celui que l'on connaît de l'Amérique du Sud : importations de maladies par les Européens immunisés contre celles-ci, mais avec des conséquences catastrophiques pour les peuples américains.

Ce n'est qu'en avril 1536 que les Français ont connaissance d'un remède grâce à des informations qu'ils reçoivent des Amérindiens. Ces derniers trouvèrent un remède contre le scorbut, à savoir un liquide obtenu des feuilles d'un certain arbre, appelé, selon Cartier, *Annedda* par les indigènes. Or, ce remède n'est pas seulement effectif contre le scorbut, mais guérit les malades aussi de la variole (« French pox »).[45] Il s'agit donc ici d'un exemple qui démontre qu'un échange entre les indigènes et les Européens permit de sauver des vies – et cela grâce aux connaissances des Iroquois.

À part cet exemple plus spécifique de matelots français dans la première moitié du XVIe siècle, une fois la colonisation entamée, des crises de mortalité sous forme d'épidémies ne sont pas absentes de la société des XVIIe et XVIIIe siècles au Canada de l'est, touchant également les indigènes.[46] De temps en temps, des navires en provenance de France ou des Indes occidentales apportent des maladies, comme la variole ou des variétés de la 'fièvre'. Les épidémies surgissent plus fréquemment au XVIIIe siècle, en raison des villages plus peuplés et d'une intensification du trafic maritime.[47] Néanmoins, ces épidémies se propagent rarement au-delà des villes portuaires.

Les médecins en Nouvelle-France ne sont pas nombreux. Les chirurgiens, quant à eux, manquent de connaissances de la médecine. Pour le soin des blessures, cependant, les colons profitent des pratiques amérindiennes. Dans les hôpitaux, qui remplissent non seulement un rôle médical, mais aussi social (comme l'accueil de pauvres et d'orphelins), les malades ne sont pas logés dans des chambres séparées et se contaminent les uns les autres.[48]

---

[44] *Ibid.*, p. xxxvi (Introduction).
[45] *Ibid.*, p. 80.
[46] GREER Allan, The People of New France. Toronto/Buffalo/London : University of Toronto Press, 1997, p. 25.
[47] *Ibid.*, p. 26.
[48] PILLEUL Gilbert, Les premiers Français au Québec. Paris : Archives et Culture, 2008, p. 170.

II.5. L'influence sur la médicine en Europe

En général, la littérature sur l'histoire de la médicine n'évoque guère les influences d'autres civilisations sur la médicine en Europe aux temps modernes. Il y a pourtant deux éléments qui sont dus grâce aux contacts plus intensifs, influençant considérablement la médicine européenne.

La variolisation

Des textes médicaux chinois mentionnent la variole dès le Ve siècle, et il semble que l'inoculation ait déjà été connue. Or, ce n'est qu'au XIe siècle que l'on retrouve une description précise de l'application de ce procédé en Chine.[49] Dès le XVIe siècle, la variolisation est appliquée régulièrement par les brahmanes en Inde, mais elle est aussi connue dans l'Empire ottoman.[50] La littérature ne s'exprime pas quant aux expériences faites par l'Orient sur ce plan, alors que l'utilisation de la variolisation nous donne une indication que le monde musulman connaît également la variole.

En 1715, Lady Montagu, épouse de l'ambassadeur anglais dans l'Empire ottoman, importe le procédé de la variolisation en Grande-Bretagne.[51] Il s'agit d'inoculer à un sujet sain du pus d'un varioleux convalescent, l'infectant ainsi d'une variole plus bénigne. Or, ce procédé n'est pas sans danger, puisqu'il peut provoquer une variole virulente.[52] Dans les décennies qui suivent, plusieurs essais et expérimentations sont faits avec ce procédé. En 1796, le médecin britannique Edward Jenner démontre que l'inoculation avec la variole bovine permet d'immuniser le patient sans risques.[53]

La découverte de la variolisation en Europe grâce au contact avec le monde musulman représente une étape importante pour la thérapeutique en général, et la vaccination en particulier.

L'écorce de quinquina

Dans la lutte contre la malaria, et les fièvres en général, le quinquina joue un rôle important. L'écorce de quinquina est utilisée par les peuples au Pérou comme remède permettant

---

[49] GUÉRIN N., Histoire de la vaccination: de l'empirisme aux vaccins recombinants; in: La Revue de médicine interne 28 (2007), p. 4.

[50] *Ibid.*, p. 4.

[51] *Ibid.*, p. 4.

[52] SOURNIA, Histoire de la médicine [voir référence n° 5], p. 191.

[53] DOBSON, Geschichte der Medizin [voir référence n° 11], p. 232.

d'alléger la fièvre et les douleurs. Les Espagnols l'utilisent dès 1640 régulièrement et l'exportent vers Europe, où il est vendu à un prix élevé, entraînant l'apparition de contrefaçons.[54] Bien que la faculté de Paris nie les bienfaits, l'Occident consomme des quantités croissantes.[55] À tel point qu'au milieu du XIXe siècle, les Néerlandais aménagent sur Java des plantations de quinquina afin d'assouvir les besoins mondiaux de ce remède.[56]

[54] KÖSTER-LÖSCHE, Die grossen Seuchen [voir référence n° 17], p. 89.
[55] SOURNIA, Histoire de la médicine [voir référence n° 5], p. 166.
[56] KÖSTER-LÖSCHE, Die grossen Seuchen [voir référence n° 17], p. 89.

Conclusion

L'histoire de la médicine n'est pas exclusive à l'Europe, alors que la littérature sur l'histoire de la médicine semble souvent créer l'impression contraire. Dans les colonies, les conditions de vies étaient assez dures pour la population : manque de ravitaillement, épidémies, médicine lacunaire et pénurie de médecins en Amérique, entraînant des maladies et des carences comme le scorbut. Les épidémies forcèrent même les autorités à délocaliser une colonie (Sainte-Croix), voire à abandonner tout un projet de colonisation (Guyane française) après des milliers de victimes.

Suite à l'intensification du commerce et le développement du transport maritime et routier, ainsi qu'en raison d'une croissance démographique dans les villes, les maladies furent plus facilement diffusées à travers le monde. Les navires jouèrent un rôle indispensable pour faire passer des maladies d'un continent à l'autre : ce fut le cas de la variole, emportée de l'Europe en Amérique, mais aussi, moins connu, le transfert inverse dans le cas de la syphilis. Les conditions sanitaires et alimentaires déplorables sur les bateaux favorisèrent l'apparition de carences et de maladies déjà en cours de route. Une fois le navire accosté dans une ville portuaire, les maladies, qu'elles viennent d'une autre région du monde ou soient apparues pendant le trajet maritime, pouvaient se propager dans la ville et au-delà, le cas de la Guyane française en constitue un exemple, mais aussi le choléra, qui se diffusait par voie maritime et routière en partant de l'Asie.

Quant aux nouvelles connaissances en médicine, on ne peut que noter le développement très limité de la thérapeutique. Or, s'il y eut des avancées, celles-ci ne sont pas dues à des découvertes au sein de l'Europe, mais grâce au contact avec d'autres civilisations. L'écorce de quinquina, importante dans la lutte contre la malaria, était déjà connue par les populations indigènes au Pérou. Les Européens, par après, utilisèrent à leur tour ce remède et développèrent même tout un commerce. La variolisation est un autre exemple d'une découverte importante 'importée' en Europe, qui aura des conséquences importantes pour les vaccins et la lutte contre des maladies. Même au sein des colonies, comme au Québec, l'échange avec les Amérindiens permit aux Français d'avoir connaissance d'un remède contre le scorbut.

Les avancées en médicine et la découverte de nouveaux remèdes ne sont donc pas exclusives aux Européens. Une grande partie de leur médicine aux temps modernes se fondait de toute façon sur des acquis du monde musulman du Moyen-âge. Or, même si une grande partie du savoir en médicine fut reprise par les Européens, ces derniers réussissaient dans les siècles qui suivirent à le développer, perfectionner et, le cas échéant, corriger.

Mais si, grâce au progrès dans le domaine de la médicine, des vies humaines innombrables purent être sauvées, ce ne fut pas le mérite exclusif d'une seule civilisation, mais la conséquence incontestable d'un échange mondial.

Bibliographie

1. AMMAR Sleim, Médecins et médecine de l'Islam. Paris : Tougui, 1984.

2. BERTET Régis, Petite histoire de la médecine. Paris : L'Harmattan, 2005.

3. COOK Ramsay, Voyages of Jacques Cartier. Toronto/Buffalo/London : University of Toronto Press, 1993.

4. DACHEZ Roger, Histoire de la médicine de l'Antiquité au XXe siècle. Paris : Tallandier, 2008.

5. DOBSON Mary, Die Geschichte der Medizin. Vom Aderlass bis zur Genforschung. Hambourg : National Geographic, 2013.

6. GREER Allan, The People of New France. Toronto/Buffalo/London : University of Toronto Press, 1997.

7. GUÉRIN, N., Histoire de la vaccination: de l'empirisme aux vaccins recombinants; in: La Revue de médicine interne 28 (2007), pp. 3-8.

8. JÜTTE Robert, Krankheit und Gesundheit in der Frühen Neuzeit. Stuttgart : Kohlhammer, 2013.

9. KÖSTER-LÖSCHE Karl, Die grossen Seuchen : von der Pest bis Aids. Francfort-sur-le-Main : Insel, 1994.

10. MAZIN Oscar, L'Amérique espagnole (XVIe-XVIIIe siècles). Paris : Belles Lettres,

11. MEYN Matthias / THOMAS Beck (dir.), Der Aufbau der Kolonialreiche (Dokumente zur Geschichte der europäischen Expansion vol. 3). Munich : C.H. Beck, 1987.

12. PILLEUL Gilbert, Les premiers Français au Québec. Paris : Archives et Culture, 2008.

13. SCHOTT Heinz, Die Chronik der Medizin. Gütersloh : Chronik Verlag, 2000.

14. SOURNIA Jean-Charles, Histoire de la médicine. Paris : La Découverte, 2007.

15. WATT Montgomery William, Der Einfluss des Islam auf das europäische Mittelalter. Berlin : K. Wagenbach, 2002.

16. WINKLE Stefan, Geisseln der Menschheit. Kulturgeschichte der Seuchen. Düsseldorf : Artemis und Winkler, 2005.

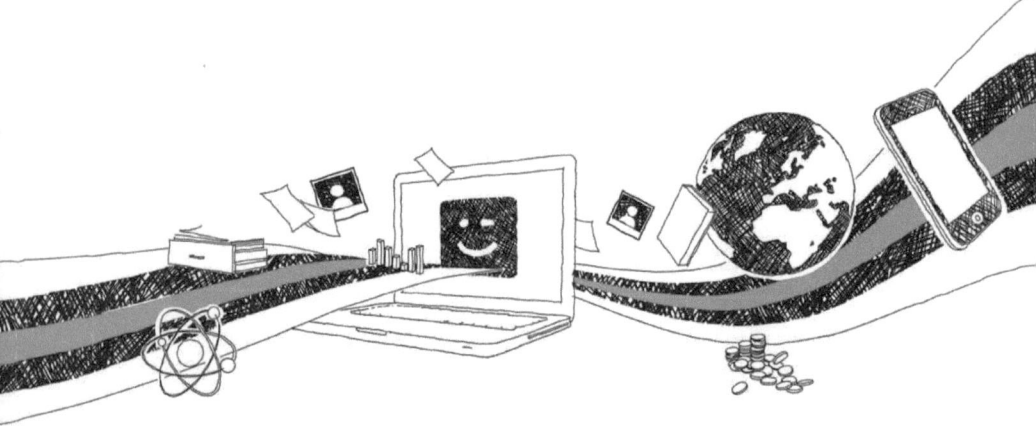
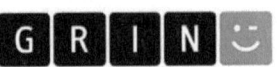